Cognitive Horizons: Foundations of Brain Understanding in Neuroscience

మానసిక దిగంతాలు: న్యూరోసైన్స్ ద్వారా మెదడు అవగాహన యొక్క పునాదులు

Nisha Tiwari

TABLE OF CONTENT

విషయసూచిక

అధ్యాయం 1 : మెదడు పరిచయం మరియు దాని పనితీరు

మెదడు యొక్క నిర్మాణం మరియు ప్రధాన భాగాల యొక్క సంక్షిప్త అవలోకనం

న్యూరోన్లు, సైనప్సుల్లు, మరియు న్యూరోట్రాన్స్మిటర్లు వంటి న్యూరోసైన్స్ లోని ముఖ్యమైన భావనల పరిచయం

fMRI, EEG, మరియు PET స్కాన్లు వంటి వివిధ పద్ధతుల ద్వారా మెదడును అధ్యయనం చేయడం గురించిన చర్చ

అధ్యాయం 2 : జ్ఞాన కార్యక్రమాల నిర్మాణ బ్లాక్స్: న్యూరోన్లు మరియు సైనప్సుల్లు

న్యూరోన్ల నిర్మాణం మరియు పనితీరు యొక్క లోతైన వివరణ, నరాల వ్యవస్థ యొక్క ప్రాథమిక యూనిట్లు

న్యూరోన్లు సైనప్సుల్లు ద్వారా ఎలా కమ్యూనికేట్ చేస్తాయో వివరణ

వివిధ రకాల న్యూరోన్లు మరియు వాటి మెదడు పనితీరులో పాత్రల గురించిన చర్చ

అధ్యాయం 3 : రసాయన దూతలు: న్యూరోట్రాన్స్మిటర్లు మరియు వాటి చర్యలు

- వివిధ రకాల న్యూరోట్రాన్స్మిటర్లు మరియు వాటి మెదడు పనితీరులో పాత్రల యొక్క అన్వేషణ

- న్యూరోట్రాన్స్మిటర్లు ఎలా మనస్థితి, ప్రవర్తన మరియు జ్ఞానాన్ని ప్రభావితం చేస్తాయో వివరణ

- న్యూరోలాజికల్ డిజార్డర్లలో న్యూరోట్రాన్స్మిటర్ల యొక్క సంభావ్య పాత్రల గురించిన చర్చ

అధ్యాయం 4 : ఇంద్రియ గ్రహణం: మనం ఎలా చూస్తాము, వినిపిస్తాము మరియు అనుభూతి చెందుతాము

- మన ఐదు ఇంద్రియాల యొక్క నరాల ఆధారం పరీక్ష, దృష్టి, శ్రవణ, స్పర్శ, రుచి మరియు వాసనతో సహా

- ఇంద్రియ సమాచారం మెదడులో ఎలా ప్రాసెస్ చేయబడుతుంది మరియు ఏకీకృతం చేయబడుతుందో చర్చ

- ప్రపంచాన్ని అర్థం చేసుకోవడంలో ఇంద్రియ గ్రహణం యొక్క పాత్ర యొక్క అన్వేషణ

అధ్యాయం 5 : భాష యొక్క శక్తి: మనం ఎలా కమ్యూనికేట్ చేస్తాము మరియు ఆలోచిస్తాము

భాషా ప్రాసెసింగ్ యొక్క నరాల ఆధారం యొక్క పరిశోధన, ప్రసంగ ఉత్పత్తి మరియు అవగాహనతో సహా

ఆలోచన, జ్ఞాపకశక్తి మరియు నేర్చుకోవడంలో భాష యొక్క పాత్ర గురించిన చర్చ

భాష మరియు సంస్కృతి మధ్య సంబంధం యొక్క అన్వేషణ

అధ్యాయం 6 : జ్ఞాపకశక్తి మరియు నేర్చుకోవడం: జ్ఞానం మరియు అనుభవం యొక్క కీలకాలు

మన జీవితాల్లో వివిధ రకాల జ్ఞాపకాలు మరియు వాటి నరాల ప్రాతిపాదకాల పరిశీలన

ఎలా జ్ఞాపకాలు ఏర్పడతాయి, నిల్వచేయబడతాయి మరియు తిరిగి పొందబడతాయో వివరణ

ప్రపంచాన్ని అర్థం చేసుకోవడంలో మరియు మన ప్రవర్తనను ఆకారంలోకి తీర్చడంలో నేర్చుకోవడం యొక్క పాత్ర గురించిన చర్చ

అధ్యాయం 7 : చైతన్యం మరియు ఆత్మ: మనం ఎవరు?

- చైతన్యం యొక్క స్వభావం మరియు దాని నరాల సంబంధాల యొక్క అన్వేషణ

- చైతన్యం మరియు ఆత్మ గురించి వివిధ సిద్ధాంతాల గురించిన చర్చ

- చైతన్యం అర్థం చేసుకోవడం యొక్క నీతిపరమైన ప్రభావాల పరిశీలన

అధ్యాయం 8 : మెదడు మరియు ప్రవర్తన: మన చర్యలు మరియు ఎంపికలను అర్థం చేసుకోవడం

- నిర్ణయం తీసుకోవడం, ఉత్సాహం మరియు భావనల నరాల ఆధారం యొక్క పరిశోధన

- మన ప్రవర్తన మరియు ఎంపికలపై మెదడు యొక్క ప్రభావం గురించిన చర్చ

- ప్రవర్తనా లోపాలను అర్థం చేసుకోవడానికి మరియు చికిత్స చేయడానికి న్యూరోసైన్స్ యొక్క సంభావ్య అనువర్తనాల అన్వేషణ

అధ్యాయం 9 : న్యూరోసైన్స్ యొక్క భవిష్యత్తు: కొత్త డిగంతాలు మరియు సవాళ్లు

న్యూరోసైన్స్ పరిశోధనలో తాజా పురోగతి మరియు వాటి సంభావ్య అనువర్తనాల చర్చ

మెదడును అర్థం చేసుకోవడం యొక్క నీతిపరమైన మరియు సామాజిక ప్రభావాల అన్వేషణ

న్యూరోసైన్స్ పరిశోధన యొక్క భవిష్యత్ దిశలు మరియు మానవత్వంపై దాని సంభావ్య ప్రభావంపై ఆలోచన

Chapter 1: Introduction to the Brain and Its Functions

అధ్యాయం 1 : మెదడు పరిచయం మరియు దాని పనితీరు

మెదడు యొక్క నిర్మాణం మరియు ప్రధాన భాగాల యొక్క సంక్షిప్త అవలోకనం

మెదడు మానవ శరీరంలోని అత్యంత క్లిష్టమైన అవయవం. ఇది మన శరీరంలోని అన్ని జీవక్రియలను నియంత్రిస్తుంది మరియు మన ఆలోచనలు, భావాలు మరియు చర్యలకు బాధ్యత వహిస్తుంది. మెదడు యొక్క నిర్మాణం మరియు ప్రధాన భాగాలను అర్థం చేసుకోవడం వల్ల మన మెదడు ఎలా పని చేస్తుందో మరింత బాగా అర్థం చేసుకోవడంలో మనకు సహాయపడుతుంది.

మెదడు యొక్క నిర్మాణం

మెదడును మూడు ప్రధాన భాగాలుగా విభజించవచ్చు:

- సెరిబ్రల్ కోర్టెక్స్ - ఇది మెదడు యొక్క ఉపరితలంపై ఉండే మందపాటి పొర. ఇది మన ఆలోచనలు, భావాలు మరియు చర్యలకు బాధ్యత వహిస్తుంది.

మెదడు యొక్క లోపలి భాగం - ఇది మెదడు యొక్క లోపలి భాగంలో ఉంటుంది. ఇది మన చైతన్యం, మెమరీ మరియు మోటారు నియంత్రణకు బాధ్యత వహిస్తుంది.

మెదడు యొక్క నాళాలు - ఇవి మెదడుకు రక్తాన్ని సరఫరా చేస్తాయి.

మెదడు యొక్క ప్రధాన భాగాలు

సెరిబ్రల్ కోర్టెక్స్ను మరింత చిన్న భాగాలుగా విభజించవచ్చు, వాటిని గ్రీవ్ అంటారు. ప్రతి గ్రీవ్ ఒక నిర్దిష్ట విధులను నిర్వహిస్తుంది. ఉదాహరణకు, ఒక గ్రీవ్ మన దృష్టిని నియంత్రిస్తుంది, మరొక గ్రీవ్ మన భాషను నియంత్రిస్తుంది.

మెదడు యొక్క లోపలి భాగాన్ని కూడా చిన్న భాగాలుగా విభజించవచ్చు, వాటిని లోబ్ అంటారు. మెదడులో మూడు ప్రధాన లోబ్లు ఉన్నాయి:

ఫ్రాంటల్ లోబ్ - ఇది మన ఆలోచనలు, భావాలు మరియు చర్యలకు బాధ్యత వహిస్తుంది.

పెరిటల్ లోబ్ - ఇది మన చైతన్యం, మెమరీ మరియు మోటారు నియంత్రణకు బాధ్యత వహిస్తుంది.

ఆక్సిపిటల్ లోబ్ - ఇది మన దృష్టి మరియు దృష్టి యొక్క పెరాసెసింగ్కు బాధ్యత వహిస్తుంది.

మెదడు యొక్క నాళాలు రెండు రకాలుగా ఉంటాయి:

ధమనులు - ఇవి మెదడుకు ఆక్సిజన్తో సమృద్ధ ధమను రక్తాన్ని సరఫరా చేస్తాయి.

- సిరలు - ఇవి మెదడు నుండి శరీరంలోని ఇతర భాగాలకు నిష్క్రమించే రక్తాన్ని సేకరిస్తాయి.

- సిరలు - ఇవి మెదడు నుండి శరీరంలోని ఇతర భాగాలకు నిష్క్రమించే రక్తాన్ని సేకరిస్తాయి.

న్యూరోసైన్స్‌లోని ముఖ్యమైన భావనల పరిచయం

న్యూరోసైన్స్ అనేది మెదడు మరియు నరాల వ్యవస్థను అధ్యయనం చేసే శాస్త్రం. ఇది మానవ జీవితంలో అత్యంత ముఖ్యమైన శాస్త్రాలలో ఒకటి, ఎందుకంటే ఇది మన ఆలోచనలు, భావాలు మరియు చర్యలను నిర్ణయించే విధానాన్ని అర్థం చేసుకోవడానికి సహాయపడుతుంది.

న్యూరోసైన్స్‌లో అనేక ముఖ్యమైన భావనలు ఉన్నాయి. ఈ భావనలలో కొన్ని:

న్యూరోన్లు: న్యూరోన్లు మెదడు మరియు నరాల వ్యవస్థను రూపొందించే కణాలు. అవి సమాచారాన్ని ప్రసారం చేయడానికి కలిసి పనిచేస్తాయి.

సైనప్సులు: సైనప్సులు రెండు న్యూరోన్ల మధ్య సంభాషణ యొక్క ప్రదేశాలు. అవి సమాచారాన్ని ఒక న్యూరోన్ నుండి మరొక న్యూరోన్‌కు ప్రసారం చేస్తాయి.

న్యూరోట్రాన్స్‌మిటర్లు: న్యూరోట్రాన్స్‌మిటర్లు సైనప్సలలో సమాచారాన్ని ప్రసారం చేయడానికి ఉపయోగించే రసాయనాలు.

న్యూరోన్లు

న్యూరోన్లు మెదడు మరియు నరాల వ్యవస్థను రూపొందించే కణాలు. అవి సమాచారాన్ని ప్రసారం చేయడానికి కలిసి పనిచేస్తాయి.

న్యూరోన్లలో మూడు ప్రధాన భాగాలు ఉన్నాయి:

- సెల్ శరీరం: సెల్ శరీరం న్యూరోన్ యొక్క మధ్య భాగం. ఇది కణాంతర్గత అవయవాలు మరియు పదార్థాలను కలిగి ఉంటుంది.

- డెండ్రైట్లు: డెండ్రైట్లు న్యూరోన్ యొక్క చిన్న, శాఖలైన ప్రక్రియలు. అవి సమాచారాన్ని ఇతర న్యూరోన్ల నుండి స్వీకరిస్తాయి.

- అక్సాన్: అక్సాన్ న్యూరోన్ యొక్క పొడవైన, సన్నని ప్రక్రియ. ఇది సమాచారాన్ని ఇతర న్యూరోన్లకు ప్రసారం చేస్తుంది.

సైనప్సుల్

సైనప్సుల్ రెండు న్యూరోన్ల మధ్య సంభాషణ యొక్క ప్రదేశాలు. అవి సమాచారాన్ని ఒక న్యూరోన్ నుండి మరొక న్యూరోన్కు ప్రసారం చేస్తాయి.

సైనప్సులో రెండు భాగాలు ఉన్నాయి:

- ప్రసారక న్యూరోన్: ప్రసారక న్యూరోన్ సమాచారాన్ని ప్రసారం చేస్తుంది.

- గ్రహీత న్యూరోన్: గ్రహీత న్యూరోన్ సమాచారాన్ని అందుకుంటుంది.

ఫ్MRI, EEG, మరియు PET స్కాన్లు వంటి వివిధ పద్ధతుల ద్వారా మెదడును అధ్యయనం చేయడం గురించిన చర్చ

మెదడు అనేది మన శరీరంలోని అత్యంత సంక్లిష్టమైన అవయవం. ఇది మన ఆలోచనలు, భావాలు, మరియు ప్రవర్తనలను నియంత్రిస్తుంది. మెదడును అర్థం చేసుకోవడం అనేది శాస్త్రవేత్తలకు చాలా సవాలుగా ఉంటుంది. మెదడు చాలా చిన్నది, మరియు ఇది చాలా క్లిష్టమైన నిర్మాణాన్ని కలిగి ఉంటుంది.

మెదడును అధ్యయనం చేయడానికి అనేక విధాలు ఉన్నాయి. ఒక మార్గం మెదడు యొక్క అంతర్గత నిర్మాణాన్ని పరిశీలించడం. దీన్ని చేయడానికి, శాస్త్రవేత్తలు మెదడు యొక్క స్కాన్లను ఉపయోగిస్తారు. స్కాన్లు మెదడు యొక్క కణాలను, నాళాలను మరియు పదార్దాలను చూపించగలవు.

మెదడు యొక్క పనితీరును అధ్యయనం చేయడానికి మరొక మార్గం మెదడు యొక్క విద్యుత్ కార్యకలాపాలను కొలవడం. దీన్ని చేయడానికి, శాస్త్రవేత్తలు EEG లేదా MEG స్కాన్లను ఉపయోగిస్తారు. EEG స్కాన్లు మెదడు యొక్క ఉపరితలంపై ఉన్న విద్యుత్ కార్యకలాపాలను కొలుస్తాయి. MEG స్కాన్లు మెదడు యొక్క లోతైన భాగాల నుండి వచ్చే విద్యుత్ కార్యకలాపాలను కొలుస్తాయి.

మెదడు యొక్క రసాయనిక ప్రక్రియలను అధ్యయనం చేయడానికి మరోక మార్గం PET స్కాన్లను ఉపయోగించడం. PET స్కాన్లు మెదడులోని రసాయనాలను కొలుస్తాయి.

ఈ వివిధ పద్ధతులను ఉపయోగించి, శాస్త్రవేత్తలు మెదడు యొక్క వివిధ ప్రాంతాలు మరియు ప్రక్రియల గురించి చాలా నేర్చుకున్నారు. ఉదాహరణకు, వారు మెదడు యొక్క ఏ ప్రాంతాలు ఆలోచన, భావాలు, మరియు ప్రవర్తనలకు సంబంధించినవో తెలుసుకున్నారు.

ఫ్‌MRI స్కాన్లు

ఫ్‌MRI అనేది ఫంక్షనల్ మ్యాగ్నెటిక్ రెసొనెన్స్ ఇమేజింగ్ యొక్క సంక్షిప్త రూపం. ఇది మెదడు యొక్క పనితీరును కొలవడానికి ఉపయోగించే ఒక శక్తివంతమైన పద్ధతి.

ఫ్‌MRI స్కాన్లలో, మెదడును ఒక బలమైన అయస్కాంత క్షేత్రానికి గురిచేస్తారు. ఈ అయస్కాంత క్షేత్రం మెదడు యొక్క కణాలలోని అయాన్లను కదిలిస్తుంది. కణాలలోని అయాన్లు కదులుతున్నప్పుడు, అవి విద్యుత్ సిగ్నల్లను ఉత్పత్తి చేస్తాయి.

Chapter 2: The Building Blocks of Cognition: Neurons and Synapses

అధ్యాయం 2 : జ్ఞాన కార్యక్రమాల నిర్మాణ బ్లాక్స్: న్యూరోన్లు మరియు సైనప్స్లు

న్యూరోన్ల నిర్మాణం మరియు పనితీరు యొక్క లోతైన వివరణ, నరాల వ్యవస్థ యొక్క ప్రాథమిక యూనిట్లు

న్యూరోన్లు అనేవి నరాల వ్యవస్థ యొక్క ప్రాథమిక యూనిట్లు. అవి మన శరీరంలోని అన్ని శారీరక మరియు మానసిక ప్రక్రియలకు బాధ్యత వహిస్తాయి. న్యూరోన్లు ఎలా నిర్మించబడ్డాయి మరియు అవి ఎలా పనిచేస్తాయో అర్థం చేసుకోవడం నరాల వ్యవస్థను మరింత బాగా అర్థం చేసుకోవడానికి మరియు నరాల వ్యాధులను చికిత్స చేయడానికి కొత్త మార్గాలను కనుగొనడానికి సహాయపడుతుంది.

న్యూరోన్ల నిర్మాణం

న్యూరోన్లు చాలా చిన్నవి, సాధారణంగా 10 మైక్రాన్ల వ్యాసం మరియు 1 మిల్లీమీటర్ల పొడవు ఉంటాయి. అవి ఒక శరీరం, ఒక డెండ్రైట్లు మరియు ఒక అక్సాన్‌తో కూడి ఉంటాయి.

శరీరం న్యూరోన్ యొక్క కేంద్ర భాగం. ఇది న్యూక్లియస్‌ను కలిగి ఉంటుంది, ఇది జన్యువులను కలిగి ఉంటుంది, ఇవి న్యూరోన్ యొక్క పనితీరును నియంత్రిస్తాయి.

- డెండ్రైట్లు న్యూరాన్ యొక్క ప్రాసెస్లు. అవి ఇతర న్యూరాన్ల నుండి సంకేతాలను అందుకుంటాయి.

- ఆక్సాన్ న్యూరాన్ యొక్క ప్రధాన ప్రాసెస్. ఇది ఇతర న్యూరాన్లకు సంకేతాలను పంపుతుంది.

న్యూరాన్ల పనితీరు

న్యూరాన్లు విద్యుత్ మరియు రసాయన సంకేతాల ద్వారా కమ్యూనికేట్ చేస్తాయి. విద్యుత్ సంకేతాలు న్యూరాన్ యొక్క శరీరం నుండి డెండ్రైట్ల ద్వారా ఆక్సాన్‌కు ప్రయాణిస్తాయి. రసాయన సంకేతాలు ఆక్సాన్ చివరలో ఉండే చిన్న పాకెట్ లలో నిల్వ చేయబడతాయి. ఈ పాకెట్లను సినాప్స్లు అంటారు.

ఒక న్యూరాన్ నుండి మరొక న్యూరాన్‌కు సంకేతం పంపబడటానికి, విద్యుత్ సంకేతం డెండ్రైట్ల ద్వారా ఆక్సాన్‌కు ప్రయాణిస్తుంది. ఆక్సాన్ చివరలో, విద్యుత్ సంకేతం సినాప్స్లను ప్రేరేపిస్తుంది. సినాప్స్లు రసాయన సంకేతాలను విడుదల చేస్తాయి, ఇవి ప్రత్యర్థి న్యూరాన్ యొక్క శరీరాన్ని ప్రేరేపిస్తాయి.

న్యూరోన్లు సైనప్సుల్ల ద్వారా ఎలా కమ్యూనికేట్ చేస్తాయో వివరణ

న్యూరోన్లు అనేవి నరాల వ్యవస్థ యొక్క ప్రాథమిక యూనిట్లు. అవి శరీరంలోని అన్ని శారీరక మరియు మానసిక ప్రక్రియలకు బాధ్యత వహిస్తాయి. న్యూరోన్లు ఎలా కమ్యూనికేట్ చేస్తాయో అర్థం చేసుకోవడం నరాల వ్యవస్థను మరింత బాగా అర్థం చేసుకోవడానికి మరియు నరాల వ్యాధులను చికిత్స చేయడానికి కొత్త మార్గాలను కనుగొనడానికి సహాయపడుతుంది.

న్యూరోన్లు విద్యుత్ మరియు రసాయన సంకేతాల ద్వారా కమ్యూనికేట్ చేస్తాయి. విద్యుత్ సంకేతాలు న్యూరోన్ యొక్క శరీరం నుండి డెండ్రైట్ల ద్వారా అక్సాన్‌కు ప్రయాణిస్తాయి. రసాయన సంకేతాలు అక్సాన్ చివరలో ఉండే చిన్న పాకెట్ లలో నిల్వ చేయబడతాయి. ఈ పాకెట్లను సినాప్సలు అంటారు.

సినాప్స్ యొక్క నిర్మాణం

ఒక సినాప్స్ రెండు న్యూరోన్లను కలుపుతుంది. ఒక న్యూరోనును ప్రేరేపించే న్యూరోన్ను ప్రేరేపించే న్యూరోన్ అంటారు. ప్రేరేపించబడిన న్యూరోన్ను సినాప్స్ చేయబడిన న్యూరోన్ అంటారు.

ప్రేరేపించే న్యూరోన్‌లోని అక్సాన్ చివరలో అనేక టెర్మినల్ లు ఉంటాయి. ప్రతి టెర్మినల్ సినాప్స్‌కు ఒక చిన్న పాకెట్‌ను కలిగి ఉంటుంది, దీనిని సైనఫ్టిక్ భాగాలు అంటారు. సైనఫ్టిక్ భాగాలు రసాయన సంకేతాలను కలిగి ఉంటాయి, ఇవి సినాప్స్ చేయబడిన న్యూరోన్‌కు ప్రయాణిస్తాయి.

సినాప్స్ ద్వారా కమ్యూనికేషన్

ఒక న్యూరోన్ నుండి మరోక న్యూరోన్‌కు సంకేతం పంపబడటానికి, విద్యుత్ సంకేతం ప్రేరేపించే న్యూరోన్ యొక్క అక్సాన్ చివరలో ఉన్న సినాప్టిక్ భాగాలను ప్రేరేపిస్తుంది. సినాప్టిక్ భాగాలు విచ్చిన్నమై రసాయన సంకేతాలను విడుదల చేస్తాయి.

రసాయన సంకేతాలు సినాప్స్ చేయబడిన న్యూరోన్ యొక్క డెండ్రైట్‌లపై ఉన్న ప్రత్యేక రిసెఫ్టర్లకు అనుసంధానిస్తాయి. రిసెఫ్టర్లు రసాయన సంకేతాలను విద్యుత్ సంకేతాలుగా మారుస్తాయి.

వివిధ రకాల న్యూరోన్లు మరియు వాటి మెదడు పనితీరులో పాత్రలు

మెదడు అనేది ఒక సంక్లిష్టమైన అవయవం, ఇది అనేక రకాల న్యూరోన్లను కలిగి ఉంటుంది. ఈ న్యూరోన్లు వివిధ పనులను నిర్వహిస్తాయి మరియు మెదడు యొక్క పనితీరులో ముఖ్యమైన పాత్ర పోషిస్తాయి.

న్యూరోన్ల రకాలు

న్యూరోన్లు రెండు ప్రధాన రకాలుగా విభజించబడ్డాయి:

సెన్సరీ న్యూరోన్లు: ఈ న్యూరోన్లు మెదడుకు సమాచారాన్ని పంపుతాయి. అవి బాహ్య ప్రపంచం నుండి లేదా ఇతర అంతర్గత అవయవాల నుండి సమాచారాన్ని స్వీకరిస్తాయి.

మోటార్ న్యూరోన్లు: ఈ న్యూరోన్లు మెదడు నుండి శరీరానికి సమాచారాన్ని పంపుతాయి. అవి కండరాలను నయం చేయడానికి మరియు అవయవాల కదలికను నియంత్రించడానికి సమాచారాన్ని ఉపయోగిస్తాయి.

ఈ రెండు ప్రధాన రకాల న్యూరోన్లతో పాటు, మెదడులో అనేక ఇతర రకాల న్యూరోన్లు కూడా ఉన్నాయి. వాటిలో కొన్ని:

ఇంటర్‌న్యూరోన్లు: ఈ న్యూరోన్లు సెన్సరీ మరియు మోటార్ న్యూరోన్ల మధ్య సంబంధాన్ని ఏర్పరుస్తాయి.

గ్లూటామేట్ న్యూరోన్లు: ఈ న్యూరోన్లు ఒక ప్రత్యేక రకమైన న్యూరోట్రాన్స్మిటర్‌ను ఉత్పత్తి చేస్తాయి, ఇది గ్లూటామేట్ అని పిలుస్తారు. గ్లూటామేట్ న్యూరోన్లు నేర్చుకోవడం మరియు జ్ఞాపకశక్తిని నిర్వహించడంలో ముఖ్యమైన పాత్ర పోషిస్తాయి.

* డోపామైన్ న్యూరోన్లు: ఈ న్యూరోన్లు ఒక ప్రత్యేక రకమైన న్యూరోట్రాన్స్మిటర్ను ఉత్పత్తి చేస్తాయి, ఇది డోపామైన్ అని పిలుస్తారు. డోపామైన్ న్యూరోన్లు ప్రేరణ, శ్రద్ధ మరియు శారీరక కదలికను నియంత్రించడంలో ముఖ్యమైన పాత్ర పోషిస్తాయి.

న్యూరోన్ల పాత్ర

మెదడులోని వివిధ రకాల న్యూరోన్లు వివిధ పనులను నిర్వహిస్తాయి. సెన్సరీ న్యూరోన్లు మెదడుకు సమాచారాన్ని పంపడం ద్వారా భావనా మరియు శారీరక స్పందనలను నియంత్రిస్తాయి. మోటార్ న్యూరోన్లు మెదడు నుండి శరీరానికి సమాచారాన్ని పంపడం ద్వారా కండరాల కదలికను నియంత్రిస్తాయి.

Chapter 3: The Chemical Messengers: Neurotransmitters and Their Actions

అధ్యాయం 3 : రసాయన దూతలు: న్యూరోట్రాన్స్మిటర్లు మరియు వాటి చర్యలు

వివిధ రకాల న్యూరోట్రాన్స్మిటర్లు మరియు వాటి మెదడు పనితీరులో పాత్రల యొక్క అన్వేషణ

మెదడు అనేది ఒక సంక్లిష్టమైన అవయవం, ఇది అనేక రకాల న్యూరోన్లను కలిగి ఉంటుంది. ఈ న్యూరోన్లు వివిధ పనులను నిర్వహిస్తాయి మరియు మెదడు యొక్క పనితీరులో ముఖ్యమైన పాత్ర పోషిస్తాయి.

న్యూరోన్లు ఒకదానికొకటి కమ్యూనికేట్ చేయడానికి న్యూరోట్రాన్స్మిటర్లను ఉపయోగిస్తాయి. న్యూరోట్రాన్స్మిటర్లు అనేవి రసాయన మసాజర్లు, ఇవి ఒక న్యూరోన్ నుండి మరొక న్యూరోన్కు సమాచారాన్ని ప్రసారం చేస్తాయి.

మెదడులో అనేక రకాల న్యూరోట్రాన్స్మిటర్లు ఉన్నాయి. వాటిలో కొన్ని:

గ్లూటామేట్: ఇది మెదడులో అత్యంత సాధారణ న్యూరోట్రాన్స్మిటర్. ఇది నేర్చుకోవడం, జ్ఞాపకశక్తి మరియు మెదడు యొక్క మొత్తం పనితీరులో ముఖ్యమైన పాత్ర పోషిస్తుంది.

- డోపామైన్: ఇది ప్రేరణ, శ్రద్ధ మరియు శారీరక కదలికను నియంత్రించడంలో ముఖ్యమైన పాత్ర పోషిస్తుంది.

- సెరోటోనిన్: ఇది భావోద్వేగాలను నియంత్రించడంలో ముఖ్యమైన పాత్ర పోషిస్తుంది.

- అసిటైల్కోలిన్: ఇది మెదడు యొక్క అనేక విభాగాలలో ముఖ్యమైన పాత్ర పోషిస్తుంది, ఇందులో జ్ఞాపకశక్తి, శారీరక కదలిక మరియు స్పృహ ఉన్నాయి.

- నోర్‌ఎపినెఫ్రైన్: ఇది ప్రేరణ, శ్రద్ధ మరియు శారీరక కదలికను నియంత్రించడంలో ముఖ్యమైన పాత్ర పోషిస్తుంది.

ఈ న్యూరోట్రాన్స్‌మిటర్లు మెదడు యొక్క వివిధ పనులలో ముఖ్యమైన పాత్ర పోషిస్తాయి. వాటిలో కొన్ని:

- నేర్చుకోవడం మరియు జ్ఞాపకశక్తి: గ్లూటామేట్ మరియు అసిటైల్కోలిన్ నేర్చుకోవడం మరియు జ్ఞాపకశక్తిని నియంత్రించడంలో ముఖ్యమైన పాత్ర పోషిస్తాయి. గ్లూటామేట్ న్యూరోన్లు కొత్త సమాచారాన్ని మెదడులో నిల్వ చేయడంలో సహాయపడతాయి, అయితే అసిటైల్కోలిన్ న్యూరోన్లు మెదడు నుండి ఆ సమాచారాన్ని తిరిగి పొందడంలో సహాయపడతాయి.

- భావోద్వేగాలు: సెరోటోనిన్ మరియు నోర్‌ఎపినెఫ్రైన్ భావోద్వేగాలను నియంత్రించడంలో ముఖ్యమైన పాత్ర పోషిస్తాయి.

న్యూరోట్రాన్స్‌మిటర్లు ఎలా మనస్థితి, ప్రవర్తన మరియు జ్ఞానాన్ని ప్రభావితం చేస్తాయో వివరణ

న్యూరోట్రాన్స్‌మిటర్లు మన మెదడులోని కణాల మధ్య సందేశాలను మోసే రసాయనాలు. అవి మన మనస్థితి, ప్రవర్తన మరియు జ్ఞానాన్ని ప్రభావితం చేయడంలో కీలక పాత్ర పోషిస్తాయి.

న్యూరోట్రాన్స్‌మిటర్ల రకాలు

న్యూరోట్రాన్స్‌మిటర్లు రెండు ప్రధాన రకాలుగా విభజించబడ్డాయి:

ఉద్దీపకాలు: ఇవి న్యూరాన్లను స్పందించడానికి ప్రేరేపిస్తాయి.

నిరోధకాలు: ఇవి న్యూరాన్లను స్పందించకుండా నిరోధిస్తాయి.

న్యూరోట్రాన్స్‌మిటర్లు మనస్థితిని ఎలా ప్రభావితం చేస్తాయి?

మనస్థితి అనేది మన మానసిక స్థితి, ఇది ఆనందం, దుఃఖం, కోపం మరియు ఆందోళన వంటి వివిధ భావాలను కలిగి ఉంటుంది. న్యూరోట్రాన్స్‌మిటర్లు మన మనస్థితిని ప్రభావితం చేయడానికి అనేక మార్గాల్లో పని చేస్తాయి.

ఉదాహరణకు, డోపామైన్ అనేది ఒక ఉద్దీపక న్యూరోట్రాన్స్‌మిటర్, ఇది ఆనందం, ప్రేరణ మరియు శ్రేయస్సు భావాలకు సంబంధించినది. సెరోటోనిన్ అనేది మరొక ఉద్దీపక న్యూరోట్రాన్స్‌మిటర్, ఇది మానసిక స్థిరత్వం మరియు సంతృప్తి భావాలకు సంబంధించినది. నోరెపినెఫ్రిన్ అనేది మరొక ఉద్దీపక న్యూరోట్రాన్స్‌మిటర్, ఇది శ్రద్ధ, నిద్ర మరియు జ్ఞాపకశక్తికి సంబంధించినది.

ఈ న్యూరోట్రాన్స్‌మిటర్ల స్థాయిలు తగ్గినప్పుడు, ఇది మనస్థితిలో మార్పులకు దారితీస్తుంది. ఉదాహరణకు, డోపామైన్ స్థాయిలు తగ్గినప్పుడు, ఇది నిరాశ, అలసట మరియు నిరాశకు దారితీస్తుంది. సెరోటోనిన్ స్థాయిలు తగ్గినప్పుడు, ఇది ఆందోళన, చిరాకు మరియు నిద్రలేమికి దారితీస్తుంది. నోరెపినెఫ్రిన్ స్థాయిలు తగ్గినప్పుడు, ఇది శ్రద్ధ కేంద్రీకరించడంలో ఇబ్బంది, నిద్రలేమి మరియు జ్ఞాపకశక్తి సమస్యలకు దారితీస్తుంది.

న్యూరోట్రాన్స్‌మిటర్లు ప్రవర్తనను ఎలా ప్రభావితం చేస్తాయి?

న్యూరోట్రాన్స్‌మిటర్లు మన ప్రవర్తనను ప్రభావితం చేయడానికి అనేక మార్గాల్లో పని చేస్తాయి.

న్యూరోలాజికల్ డిజార్డర్లలో న్యూరోట్రాన్స్మిటర్ల యొక్క సంభావ్య పాత్రల గురించిన చర్చ

న్యూరోట్రాన్స్మిటర్లు అనేవి మెదడు, నాడీ వ్యవస్థ మరియు ఇతర అవయవాలలోని న్యూరాన్ల మధ్య సమాచారాన్ని ప్రసారం చేసే రసాయన పదార్థాలు. అవి మన ఆలోచనలు, భావోద్వేగాలు, మూడ్, జ్ఞాపకాలు మరియు చలనాలను నియంత్రించడంలో ముఖ్యమైన పాత్ర పోషిస్తాయి.

న్యూరోలాజికల్ డిజార్డర్లు అనేవి మెదడు లేదా నాడీ వ్యవస్థలోని రుగ్మతలు. అవి వివిధ రకాలైనవి మరియు వివిధ కారణాల వల్ల సంభవించవచ్చు.

న్యూరోలాజికల్ డిజార్డర్లలో న్యూరోట్రాన్స్మిటర్ల పాత్ర గురించి అనేక పరిశోధనలు జరిగాయి. ఈ పరిశోధనల ఫలితాలు సూచిస్తున్నాయి, న్యూరోట్రాన్స్మిటర్లలోని అసమతుల్యతలు లేదా మార్పులు అనేక న్యూరోలాజికల్ డిజార్డర్లకు దారితీయవచ్చు.

న్యూరోలాజికల్ డిజార్డర్లలో న్యూరోట్రాన్స్మిటర్ల పాత్రను వివరించే కొన్ని ఉదాహరణలు ఇక్కడ ఉన్నాయి:

డిప్రెషన్: డిప్రెషన్లో, సెరోటోనిన్ అనే న్యూరోట్రాన్స్మిటర్ స్థాయిలు తగ్గిపోతాయి. సెరోటోనిన్ మానసిక స్థితిని నియంత్రించడంలో ముఖ్యమైన పాత్ర పోషిస్తుంది, కాబట్టి దాని స్థాయిలు తగ్గడం డిప్రెషన్కు దారితీస్తుంది.

ఆందోళన: ఆందోళనలో, గ్లూటామేట్ అనే న్యూరోట్రాన్స్మిటర్ స్థాయిలు పెరుగుతాయి. గ్లూటామేట్ మెదడు శక్తిని పెంచడంలో ముఖ్యమైన పాత్ర పోషిస్తుంది, కానీ దాని స్థాయిలు అధికంగా పెరగడం ఆందోళనకు దారితీస్తుంది.

- స్కిజోఫ్రెనియా: స్కిజోఫ్రెనియాలో, డోపామైన్ అనే న్యూరోట్రాన్స్మిటర్ స్థాయిలు అధికంగా ఉంటాయి. డోపామైన్ శారీరక చలనాలు, శ్రద్ధ మరియు ఆలోచనలను నియంత్రించడంలో ముఖ్యమైన పాత్ర పోషిస్తుంది, కానీ దాని స్థాయిలు అధికంగా పెరగడం స్కిజోఫ్రెనియాకు దారితీస్తుంది.

- మల్టిపుల్ స్క్లీరోసిస్ (ఎంఎస్): ఎంఎస్లో, మెదడు మరియు వెన్నెముకను కవర్ చేసే రక్షణ కవచం దెబ్బతింటుంది. ఈ దెబ్బతినడం మెదడు నుండి శరీరంలోని ఇతర భాగాలకు సమాచారాన్ని ప్రసారం చేసే న్యూరాన్లను దెబ్బతీస్తుంది.

Chapter 4: Sensory Perception: How We See, Hear, and Feel the World

అధ్యాయం 4 : ఇంద్రియ గ్రహణం: మనం ఎలా చూస్తాము, వినిపిస్తాము మరియు అనుభూతి చెందుతాము

మన ఐదు ఇంద్రియాల యొక్క నరాల ఆధారం

మన శరీరం యొక్క ప్రపంచం గురించి తెలుసుకోవడానికి ఐదు ఇంద్రియాలు ఉంటాయి: పరీక్ష, దృష్టి, శ్రవణ, స్పర్శ మరియు వాసన. ఈ ఇంద్రియాలన్నీ నరాల ద్వారా మెదడుకు సమాచారాన్ని ప్రసారం చేస్తాయి.

పరీక్ష

పరీక్ష అనేది చర్మం యొక్క భావన. ఇది నొప్పి, ఉష్ణోగ్రత, ఒత్తిడి మరియు స్పర్శ వంటి భౌతిక ప్రేరణలను గుర్తించడానికి మనకు అనుమతిస్తుంది.

పరీక్ష యొక్క నరాల ఆధారం పెరిఫెరల్ న్యూరోన్లు. ఈ న్యూరాన్లు చర్మం యొక్క చివరి ముగింపులలో ఉంటాయి, ఇవి సెన్సార్ న్యూరాన్లు అని కూడా పిలుస్తారు. సెన్సార్ న్యూరాన్లు చర్మంపై ఒత్తిడి, ఉష్ణోగ్రత మరియు ఇతర భౌతిక ప్రేరణలను గుర్తిస్తాయి.

సెన్సర్ న్యూరాన్లు ఈ సమాచారాన్ని మధ్యంతర న్యూరాన్లకు ప్రసారం చేస్తాయి. మధ్యంతర న్యూరాన్లు ఈ సమాచారాన్ని సెంట్రల్ న్యూరోన్లకు ప్రసారం చేస్తాయి. సెంట్రల్ న్యూరోన్లు ఈ సమాచారాన్ని మెదడుకు ప్రసారం చేస్తాయి.

దృష్టి

దృష్టి అనేది కళ్ళ ద్వారా చూసే సామర్థ్యం. ఇది మనకు ప్రపంచం యొక్క దృశ్య చిత్రాన్ని అందిస్తుంది.

దృష్టి యొక్క నరాల ఆధారం ఆప్టికల్ న్యూరాన్లు. ఈ న్యూరాన్లు కంటిలోని రెటినాలో ఉంటాయి. రెటినా అనేది కంటి యొక్క వెనుక భాగంలో ఉన్న ఒక చిన్న పొర. ఇది కాంతిని గ్రహించి దానిని న్యూరల్ సంకేతాలుగా మారుస్తుంది.

ఆప్టికల్ న్యూరాన్లు ఈ సంకేతాలను ఆప్టికల్ న్యూరల్ కేబుల్ ద్వారా మెదడుకు ప్రసారం చేస్తాయి. ఆప్టికల్ న్యూరల్ కేబుల్ అనేది కంటి నుండి మెదడుకు వెళ్ళే ఒక పొడవైన నరా.

శ్రవణ

శ్రవణ అనేది చెవుల ద్వారా వినే సామర్థ్యం. ఇది మనకు చుట్టూ ఉన్న ప్రపంచం యొక్క శబ్దాలను అందిస్తుంది.

శ్రవణ యొక్క నరాల ఆధారం ఆడిటరీ న్యూరాన్లు. ఈ న్యూరాన్లు చెవిలోని కోక్లియాలో ఉంటాయి. కోక్లియా అనేది చెవి యొక్క ఒక చిన్న పొచిక. ఇది శబ్దాన్ని గ్రహించి దానిని న్యూరల్ సంకేతాలుగా మారుస్తుంది.

ఆడిటరీ న్యూరాన్లు ఈ సంకేతాలను ఆడిటరీ న్యూరల్ కేబుల్ ద్వారా మెదడుకు ప్రసారం చేస్తాయి.

ఇంద్రియ సమాచారం మెదడులో ఎలా ప్రాసెస్ చేయబడుతుంది మరియు ఏకీకృతం చేయబడుతుందో చర్చ

మానవ మెదడు అనేది ఒక అద్భుతమైన అవయవం. ఇది భౌతిక మరియు సామాజిక ప్రపంచం నుండి సమాచారాన్ని తీసుకోవడానికి, ప్రాసెస్ చేయడానికి మరియు అర్థం చేసుకోవడానికి అనుమతించే సంక్లిష్టమైన వ్యవస్థ. ఈ సమాచారం అనేక వేర్వేరు మార్గాల్లో మెదడులో ప్రాసెస్ చేయబడుతుంది మరియు ఏకీకృతం చేయబడుతుంది.

ఇంద్రియ సమాచారం ఎలా ప్రాసెస్ చేయబడుతుంది

మానవ మెదడులోని ఐదు ప్రాథమిక ఇంద్రియాలు: చూపు, వినికిడి, వాసన, రుచి మరియు స్పర్శ. ప్రతి ఇంద్రియం దాని స్వంత ప్రత్యేకమైన మార్గంలో సమాచారాన్ని తీసుకుంటుంది. ఉదాహరణకు, కళ్ళు కాంతిని పరిశీలిస్తాయి మరియు ఆ విధంగా దృశ్యాలను రూపొందిస్తాయి. చెవులు శబ్ద తరంగాలను పరిశీలిస్తాయి మరియు ఆ విధంగా శబ్దాలను రూపొందిస్తాయి.

ప్రతి ఇంద్రియం నుండి సమాచారం మెదడులోని ప్రత్యేకమైన ప్రాంతానికి వెళుతుంది. ఉదాహరణకు, చూపు నుండి సమాచారం మెదడు యొక్క వెనుకభాగంలోని ఒక ప్రాంతానికి వెళుతుంది, దీనిని కంటిగోళం అంటారు. వినికిడి నుండి సమాచారం మెదడు యొక్క వెనుకభాగంలోని మరొక ప్రాంతానికి వెళుతుంది, దీనిని శ్రవణ కేంద్రం అంటారు.

ఈ ప్రాంతాల్లో, సమాచారం మొదట ప్రాథమిక స్థాయిలో ప్రాసెస్ చేయబడుతుంది. ఉదాహరణకు, కంటిగోళంలో, కాంతి యొక్క తీవ్రత మరియు దిశను గుర్తించడానికి ప్రత్యేకమైన కణాలు ఉన్నాయి. శ్రవణ కేంద్రంలో, శబ్ద యొక్క తీవ్రత, ఫ్రీక్వెన్సీ మరియు టోన్ను గుర్తించడానికి ప్రత్యేకమైన కణాలు ఉన్నాయి.

ఈ ప్రాథమిక ప్రాసెసింగ్ తర్వాత, సమాచారం మెదడులోని ఇతర ప్రాంతాలకు పంపబడుతుంది. ఈ ప్రాంతాల్లో, సమాచారం మరింత సంక్లిష్టమైన మరియు అర్థవంతమైన స్థాయిలో ప్రాసెస్ చేయబడుతుంది. ఉదాహరణకు, మెదడు యొక్క శ్రవణ కేంద్రం నుండి సమాచారం మెదడు యొక్క ముఖ్యమైన భాషా ప్రాంతాలకు పంపబడుతుంది. ఈ ప్రాంతాల్లో, సమాచారం మాటలను అర్థం చేసుకోవడానికి మరియు ఉత్పత్తి చేయడానికి ఉపయోగించబడుతుంది.

ప్రపంచాన్ని అర్థం చేసుకోవడంలో ఇంద్రియ గ్రహణం యొక్క పాత్ర

ప్రపంచాన్ని అర్థం చేసుకోవడంలో ఇంద్రియ గ్రహణం ఒక ముఖ్యమైన పాత్ర పోషిస్తుంది. ఇది మనకు చూడటానికి, వినడానికి, రుచి చూడటానికి, తాకడానికి మరియు వాసన చూడటానికి అనుమతిస్తుంది. ఈ సమాచారాన్ని ఉపయోగించి, మనం మన చుట్టూ ఉన్న ప్రపంచాన్ని అర్థం చేసుకోవడానికి మరియు అనుగుణంగా ప్రవర్తించడానికి మన మెదడు ఉపయోగిస్తుంది.

ఇంద్రియ గ్రహణం యొక్క కొన్ని ప్రాథమిక అంశాలు:

ఇంద్రియాలు: మనకు ఐదు ప్రాథమిక ఇంద్రియాలు ఉన్నాయి: దృష్టి, వినికిడి, రుచి, స్పర్శ మరియు వాసన. ఈ ఇంద్రియాలు మన చుట్టూ ఉన్న ప్రపంచం నుండి సమాచారాన్ని సేకరించడానికి మరియు మెదడుకు పంపడానికి అనుమతిస్తాయి.

ఇంద్రియ అవయవాలు: ఇంద్రియాలు ఇంద్రియ అవయవాలతో అనుసంధానించబడి ఉంటాయి. ఈ అవయవాలు సమాచారాన్ని సేకరించి మెదడుకు పంపడానికి అనుమతిస్తాయి. ఉదాహరణకు, కళ్ళు దృష్టి సమాచారాన్ని సేకరిస్తాయి మరియు మెదడుకు పంపుతాయి.

మెదడు: మెదడు సేకరించిన సమాచారాన్ని ప్రాసెస్ చేస్తుంది మరియు అర్థం చేసుకుంటుంది. ఇది మనం మన చుట్టూ ఉన్న ప్రపంచాన్ని అర్థం చేసుకోవడానికి మరియు అనుగుణంగా ప్రవర్తించడానికి అనుమతిస్తుంది.

ఇంద్రియ గ్రహణం యొక్క పాత్ర:

- ప్రపంచాన్ని అర్థం చేసుకోవడం: ఇంద్రియ గ్రహణం మనకు ప్రపంచం గురించి సమాచారాన్ని అందిస్తుంది. ఈ సమాచారాన్ని ఉపయోగించి, మనం మన చుట్టూ ఉన్న ప్రపంచాన్ని అర్థం చేసుకోవడానికి మరియు అనుగుణంగా ప్రవర్తించడానికి మన మెదడు ఉపయోగిస్తుంది. ఉదాహరణకు, మనం ఒక వస్తువును చూసినప్పుడు, దాని ఆకారం, రంగు మరియు పరిమాణం గురించి సమాచారాన్ని పొందుతాము. ఈ సమాచారాన్ని ఉపయోగించి, మనం వస్తువు ఏమిటో మరియు దానిని ఎలా ఉపయోగించాలో అర్థం చేసుకోవడానికి మన మెదడు ఉపయోగిస్తుంది.

- అనుగుణంగా ప్రవర్తించడం: ఇంద్రియ గ్రహణం మనకు మన చుట్టూ ఉన్న ప్రపంచం నుండి సమాచారాన్ని అందిస్తుంది. ఈ సమాచారాన్ని ఉపయోగించి, మనం మన చుట్టూ ఉన్న ప్రపంచానికి అనుగుణంగా ప్రవర్తించడానికి మన మెదడు ఉపయోగిస్తుంది. ఉదాహరణకు, మనం వేడి పాత్రను చూసినప్పుడు, దాని నుండి దూరంగా ఉండటానికి మన మెదడు మనకు సూచనలు ఇస్తుంది.

Chapter 5: The Power of Language: How We Communicate and Think

అధ్యాయం 6 : జ్ఞాపకశక్తి మరియు నేర్చుకోవడం: జ్ఞానం మరియు అనుభవం యొక్క కీలకాలు

భాషా ప్రాసెసింగ్ యొక్క నరాల ఆధారం

ప్రసంగ ఉత్పత్తి మరియు అవగాహనతో సహా

భాషా ప్రాసెసింగ్ అనేది మానవులు మరియు కంప్యూటర్లు భాషను అర్థం చేసుకోవడానికి మరియు ఉపయోగించడానికి ఉపయోగించే ప్రక్రియ. ఇది ప్రసంగం యొక్క ఉత్పత్తి మరియు అవగాహన, రచన మరియు చదవడం, అలాగే భాషా అనువాదం వంటి వివిధ పనులను కలిగి ఉంటుంది.

భాషా ప్రాసెసింగ్ యొక్క నరాల ఆధారం అనేది భాషా ప్రాసెసింగ్‌లో మెదడు యొక్క పాత్రను అర్థం చేసుకోవడానికి సంబంధించిన పరిశోధన. ఈ పరిశోధన భాషా ప్రాసెసింగ్‌లో పాల్గొనే మెదడు యొక్క భాగాలను గుర్తించడానికి మరియు ఈ భాగాలు భాషను ఎలా ప్రాసెస్ చేస్తాయో అర్థం చేసుకోవడానికి ఉద్దేశించబడింది.

భాషా ప్రాసెసింగ్ యొక్క నరాల ఆధారంపై పరిశోధన అనేక రకాల పద్ధతులను ఉపయోగిస్తుంది. ఈ పద్ధతులలో కొన్ని:

- మెదడు స్కానింగ్: మెదడు యొక్క చిత్రాలను తయారు చేయడానికి ఉపయోగించే పద్ధతులు, ఉదాహరణకు, ఎమ్ఆర్ఐ లేదా ఎఫ్ఎన్ఐ.

- ఎలక్ట్రోఎన్‌సెఫలోగ్రఫీ (EEG): మెదడు యొక్క విద్యుత్ కార్యకలాపాలను రికార్డ్ చేయడానికి ఉపయోగించే పద్ధతి.

- ఎలక్ట్రోమయోగ్రఫీ (EMG): కండరాల విద్యుత్ కార్యకలాపాలను రికార్డ్ చేయడానికి ఉపయోగించే పద్ధతి.

- ఆపరేటింగ్ రూమ్ ఇన్‌ట్రాక్రేనియల్ ఎలక్ట్రోడ్స్ (ORIE): మెదడు యొక్క విద్యుత్ కార్యకలాపాలను రికార్డ్ చేయడానికి ఉపయోగించే పద్ధతి, ఇది మెదడు శస్త్రచికిత్స సమయంలో ఉపయోగించబడుతుంది.

భాషా ప్రాసెసింగ్ యొక్క నరాల ఆధారంపై పరిశోధన భాషా ప్రాసెసింగ్‌ను మెరుగుపరచడానికి మరియు భాషా రుగ్మతలను చికిత్స చేయడానికి దారితీసే కొత్త మార్గాలను అభివృద్ధి చేయడానికి సహాయపడింది.

ఆలోచన, జ్ఞాపకశక్తి మరియు నేర్చుకోవడంలో భాష యొక్క పాత్ర

భాష అనేది మానవ సంభాషణ మరియు సమన్వయానికి ఒక ముఖ్యమైన సాధనం. ఇది మన ఆలోచనలను, భావాలను మరియు అనుభవాలను వ్యక్తపరచడానికి మరియు ఇతరులతో పంచుకోవడానికి మనకు అనుమతిస్తుంది. భాష మన జ్ఞాపకశక్తి మరియు నేర్చుకోవడంలో కూడా ముఖ్యమైన పాత్ర పోషిస్తుంది.

ఆలోచనలో భాష యొక్క పాత్ర

భాష ఆలోచనకు ఒక ముఖ్యమైన సాధనం. మనం ఆలోచించేటప్పుడు, మనం భాషను ఉపయోగించి మా ఆలోచనలను శ్రేణీకృతం చేస్తాము మరియు నిర్వచిస్తాము. మనం భాషను ఉపయోగించి మా ఆలోచనలను ఇతరులతో కమ్యూనికేట్ చేయడానికి కూడా ఉపయోగిస్తాము, ఇది మన ఆలోచనలను మరింత స్పష్టంగా మరియు సమగ్రంగా చేస్తుంది.

ఉదాహరణకు, మనం ఒక కొత్త ఆలోచనను అభివృద్ధి చేస్తున్నప్పుడు, మనం ఆ ఆలోచనను భాషలో వ్యక్తపరచడానికి ప్రయత్నిస్తాము. మనం ఈ ఆలోచనను శబ్దాలుగా మరియు పదాలుగా మార్చడం ద్వారా, మనం దానిని మరింత స్పష్టంగా అర్థం చేసుకోవడానికి మరియు మరింత సమగ్రంగా చేయడానికి సాధ్యపడుతుంది. మనం ఈ ఆలోచనను ఇతరులతో కమ్యూనికేట్ చేయడానికి కూడా ఉపయోగిస్తే, ఇతరులు దానిని మరింత సులభంగా అర్థం చేసుకోవడానికి సహాయపడుతుంది.

జ్ఞాపకశక్తిలో భాష యొక్క పాత్ర

భాష మన జ్ఞాపకశక్తిని నిర్వహించడంలో ముఖ్యమైన పాత్ర పోషిస్తుంది. మనం మన జ్ఞాపకాలను భాషలో సంగ్రహించడం ద్వారా, మనం వాటిని మరింత సమర్ధవంతంగా నిల్వ చేయగలము మరియు మరల్చగలము. మనం మన జ్ఞాపకాలను భాషలో వ్యక్తపరచడం ద్వారా, మనం వాటిని మరింత స్పష్టంగా మరియు సమగ్రంగా చేయడానికి కూడా సాధ్యపడుతుంది.

ఉదాహరణకు, మనం ఒక కొత్త విషయాన్ని నేర్చుకున్నప్పుడు, మనం దానిని భాషలో సంగ్రహించడం ద్వారా మన మెదడులో దాన్ని నిల్వ చేయడానికి సహాయపడుతుంది. మనం ఈ విషయాన్ని భాషలో వ్యక్తపరచడం ద్వారా, మనం దానిని మరింత బలంగా గుర్తుంచుకోవడానికి సహాయపడుతుంది.

భాష మరియు సంస్కృతి మధ్య సంబంధం

భాష మరియు సంస్కృతి అనేవి మానవ సమాజంలో అంతర్లీనంగా ముడిపడి ఉన్న రెండు ముఖ్య అంశాలు. భాష అనేది మనం ఆలోచనలు, భావాలు మరియు అనుభూతులను కమ్యూనికేట్ చేయడానికి ఉపయోగించే సాధనం. సంస్కృతి అనేది ఒక సమాజం లేదా వర్గం యొక్క విశ్వాసాలు, ఆచారాలు మరియు సంప్రదాయాల సమితి.

భాష మరియు సంస్కృతి మధ్య సంబంధం అనేది చాలా కాలంగా పరిశోధకులను ఆకర్షించిన అంశం. ఈ సంబంధాన్ని అర్థం చేసుకోవడానికి అనేక విభిన్న దృక్పథాలు ఉన్నాయి.

భాష సంస్కృతిని ప్రతిబింబిస్తుంది

ఒక దృక్పథం ఏమిటంటే, భాష సంస్కృతిని ప్రతిబింబిస్తుంది. ఒక సమాజం యొక్క విశ్వాసాలు, ఆచారాలు మరియు సంప్రదాయాలు దాని భాషలో ప్రతిబింబిస్తాయి. ఉదాహరణకు, ఒక సమాజం దేవునిపై గట్టి నమ్మకాన్ని కలిగి ఉంటే, దాని భాషలో దైవికతకు సంబంధించిన పదాలు మరియు పదబంధాలు ఉండవచ్చు.

భాష సంస్కృతిని ఏర్పరుస్తుంది

మరొక దృక్పథం ఏమిటంటే, భాష సంస్కృతిని ఏర్పరుస్తుంది. భాష సమాజం యొక్క ఆలోచనా విధానాన్ని మరియు ప్రపంచాన్ని అర్థం చేసుకోవడాన్ని ప్రభావితం చేస్తుంది. ఉదాహరణకు, ఒక భాషలో సమృద్ధిని సూచించే పదాలు లేకపోతే, ఆ సమాజం సమృద్ధి యొక్క ఆలోచనను విలువైనదిగా లేదా చేరుకోగలిగేదిగా భావించకపోవచ్చు.

భాష మరియు సంస్కృతి ఒకదానికొకటి స్వాధీనం

ఈ రెండు దృక్పథాలు ఒకదానికొకటి పూర్తిగా విభిన్నం కావు. వాస్తవానికి, భాష మరియు సంస్కృతి అనేవి ఒకదానికొకటి స్వాధీనం చేసుకుంటాయి. భాష సంస్కృతిని ప్రతిబింబిస్తుంది, కానీ ఇది సంస్కృతిని ఏర్పరచడంలో కూడా పాత్ర పోషిస్తుంది.

Chapter 6: Memory and Learning: The Keys to Knowledge and Experience

అధ్యాయం 6 : జ్ఞాపకశక్తి మరియు నేర్చుకోవడం: జ్ఞానం మరియు అనుభవం యొక్క కీలకాలు

మన జీవితాల్లో వివిధ రకాల జ్ఞాపకాలు మరియు వాటి నరాల ప్రాతిపాదకాలు

జ్ఞాపకాలు మన జీవితంలో ఒక ముఖ్యమైన భాగం. అవి మన చరిత్రను నిర్ణయిస్తాయి మరియు మన చర్యలను ప్రభావితం చేస్తాయి. జ్ఞాపకాలు అనేక రకాలుగా విభజించవచ్చు, వాటిలో ప్రాథమికంగా రెండు రకాలు ఉన్నాయి:

సామాన్య జ్ఞాపకాలు: ఈ జ్ఞాపకాలు రోజువారీ జీవితంలో జరిగే విషయాలను కలిగి ఉంటాయి. ఉదాహరణకు, ఈ రోజు మీరు ఏమి తిన్నారు, మీరు ఎక్కడికి వెళ్ళారు, మీరు ఏమి మాట్లాడారు అనే విషయాలను మీరు గుర్తుంచుకోవచ్చు.

విశిష్ట జ్ఞాపకాలు: ఈ జ్ఞాపకాలు మీకు ప్రత్యేకమైన అర్థం లేదా ప్రాముఖ్యత కలిగిన విషయాలను కలిగి ఉంటాయి. ఉదాహరణకు, మీ మొదటి ముద్దు, మీ వివాహం, లేదా మీ పిల్లవాడి జననం అనే విషయాలను మీరు గుర్తుంచుకోవచ్చు.

సామాన్య జ్ఞాపకాలు మరియు విశిష్ట జ్ఞాపకాలు రెండూ వివిధ నరాల ప్రాతిపదకాలను కలిగి ఉంటాయి. సామాన్య జ్ఞాపకాలు ప్రధానంగా హిప్పోకాంపస్‌లో నిల్వ చేయబడతాయి, ఇది మెదడులోని ఒక చిన్న నిర్మాణం. హిప్పోకాంపస్ కొత్త జ్ఞాపకాలను ఏర్పరచడంలో మరియు పునరుద్ధరించడంలో ముఖ్యమైన పాత్ర పోషిస్తుంది.

విశిష్ట జ్ఞాపకాలు ప్రధానంగా పాంపినే హిల్లాస్‌లో నిల్వ చేయబడతాయి, ఇది హిప్పోకాంపస్‌కు అనుసంధానించిన మరొక నిర్మాణం. పాంపినే హిల్లాస్ కొత్త జ్ఞాపకాలను నిల్వ చేయడంలో మరియు పునరుద్ధరించడంలో కూడా పాత్ర పోషిస్తుంది, కానీ ఇది సామాన్య జ్ఞాపకాల కంటే విశిష్ట జ్ఞాపకాల కోసం మరింత ప్రత్యేకంగా ఉంటుంది.

జ్ఞాపకాల యొక్క నరాల ప్రాతిపదకాలు అర్థం చేసుకోవడం ముఖ్యం, ఎందుకంటే ఇది జ్ఞాపకాలను మెరుగుపరచడానికి మరియు కోల్పోయిన జ్ఞాపకాలను పునరుద్ధరించడానికి సహాయపడే చికిత్సలను అభివృద్ధి చేయడానికి మనకు సహాయపడుతుంది.

ఎలా జ్ఞాపకాలు ఏర్పడతాయి, నిల్వచేయబడతాయి మరియు తిరిగి పొందబడతాయి

జ్ఞాపకాలు మన జీవితంలో ఒక ముఖ్యమైన భాగం. అవి మన చరిత్రను నిర్ణయిస్తాయి మరియు మన చర్యలను ప్రభావితం చేస్తాయి. జ్ఞాపకాలు ఎలా ఏర్పడతాయి, నిల్వ చేయబడతాయి మరియు తిరిగి పొందబడతాయి అనేది చాలా సంక్లిష్టమైన ప్రక్రియ, ఇది ఇంకా పూర్తిగా అర్థం కాలేదు. అయితే, పరిశోధకులు ఈ ప్రక్రియ గురించి చాలా నేర్చుకున్నారు, మరియు ఈ నైపుణ్యాలను జ్ఞాపకాలను మెరుగుపరచడానికి మరియు కోల్పోయిన జ్ఞాపకాలను పునరుద్ధరించడానికి ఉపయోగించవచ్చు.

జ్ఞాపకాల ఏర్పాటు

జ్ఞాపకాలు రెండు దశల్లో ఏర్పడతాయి: ఎన్‌కోడింగ్ మరియు స్టోరేజ్.

ఎన్‌కోడింగ్ అనేది కొత్త సమాచారాన్ని గుర్తుంచుకోవడం. ఇది మెదడులోని వివిధ నిర్మాణాలలో జరుగుతుంది, వీటిలో హిప్పోకాంపస్, పాంపినే హిల్లాస్ మరియు థాలమస్ ఉన్నాయి.

ఎన్‌కోడింగ్ ప్రక్రియలో, మెదడు కొత్త సమాచారాన్ని సంగ్రహిస్తుంది మరియు దానిని ఒక అర్థవంతమైన శ్రేణిగా ఏర్పరుస్తుంది. ఇది కొత్త సమాచారాన్ని పాత సమాచారంతో కనెక్ట్ చేయడం ద్వారా చేస్తుంది. ఉదాహరణకు, మీరు ఒక కొత్త వ్యక్తిని కలుస్తే, మీరు వారి పేరు, వారు ఎక్కడ నుండి వచ్చారు మరియు వారు ఏమి చేస్తారో గుర్తుంచుకోవడానికి ప్రయత్నిస్తారు. మీరు వారి పేరును మీకు తెలిసిన ఇతర

వ్యక్తుల పేర్లతో కనెక్ట్ చేయవచ్చు, వారి ఉద్యోగాన్ని మీకు తెలిసిన ఇతర ఉద్యోగాలతో కనెక్ట్ చేయవచ్చు మరియు వారు నుండి వచ్చిన ప్రదేశాన్ని మీరు సందర్శించిన ఇతర ప్రదేశాలతో కనెక్ట్ చేయవచ్చు. ఈ కనెక్షన్లు కొత్త సమాచారాన్ని మరింత సులభంగా గుర్తుంచుకోవడానికి సహాయపడతాయి.

స్టోరేజ్ అనేది ఒకసారి ఎన్‌కోడ్ చేయబడిన సమాచారాన్ని నిల్వ చేయడం. జ్ఞాపకాలు మెదడులోని అనేక నిర్మాణాలలో నిల్వ చేయబడతాయి, వీటిలో హిప్పోకాంపస్, పాంపినే హిల్లాస్, కోర్టెక్స్ మరియు అమిగడలా వంటి చిన్న గ్రంథి ఉన్నాయి.

ఎలా జ్ఞాపకాలు ఏర్పడతాయి, నిల్వచేయబడతాయి మరియు తిరిగి పొందబడతాయి

జ్ఞాపకాలు మన జీవితంలో ఒక ముఖ్యమైన భాగం. అవి మన చరిత్రను నిర్ణయిస్తాయి మరియు మన చర్యలను ప్రభావితం చేస్తాయి. జ్ఞాపకాలు ఎలా ఏర్పడతాయి, నిల్వ చేయబడతాయి మరియు తిరిగి పొందబడతాయి అనేది చాలా సంక్లిష్టమైన ప్రక్రియ, ఇది ఇంకా పూర్తిగా అర్థం కాలేదు. అయితే, పరిశోధకులు ఈ ప్రక్రియ గురించి చాలా నేర్చుకున్నారు, మరియు ఈ నైపుణ్యాలను జ్ఞాపకాలను మెరుగుపరచడానికి మరియు కోల్పోయిన జ్ఞాపకాలను పునరుద్ధరించడానికి ఉపయోగించవచ్చు.

జ్ఞాపకాల ఏర్పాటు

జ్ఞాపకాలు రెండు దశల్లో ఏర్పడతాయి: ఎన్‌కోడింగ్ మరియు స్టోరేజ్.

ఎన్‌కోడింగ్ అనేది కొత్త సమాచారాన్ని గుర్తుంచుకోవడం. ఇది మెదడులోని వివిధ నిర్మాణాలలో జరుగుతుంది, వీటిలో హిప్పోకాంపస్, పాంపినే హిల్లాస్ మరియు థాలామస్ ఉన్నాయి.

ఎన్‌కోడింగ్ ప్రక్రియలో, మెదడు కొత్త సమాచారాన్ని సంగ్రహిస్తుంది మరియు దానిని ఒక అర్థవంతమైన శ్రేణిగా ఏర్పరుస్తుంది. ఇది కొత్త సమాచారాన్ని పాత సమాచారంతో కనెక్ట్ చేయడం ద్వారా చేస్తుంది. ఉదాహరణకు, మీరు ఒక కొత్త వ్యక్తిని కలుస్తే, మీరు వారి పేరు, వారు ఎక్కడ నుండి వచ్చారు మరియు వారు ఏమి చేస్తారో గుర్తుంచుకోవడానికి ప్రయత్నిస్తారు. మీరు వారి పేరును మీకు తెలిసిన ఇతర

వ్యక్తుల పేర్లతో కనెక్ట్ చేయవచ్చు, వారి ఉద్యోగాన్ని మీకు తెలిసిన ఇతర ఉద్యోగాలతో కనెక్ట్ చేయవచ్చు మరియు వారు నుండి వచ్చిన ప్రదేశాన్ని మీరు సందర్శించిన ఇతర ప్రదేశాలతో కనెక్ట్ చేయవచ్చు. ఈ కనెక్షన్లు కొత్త సమాచారాన్ని మరింత సులభంగా గుర్తుంచుకోవడానికి సహాయపడతాయి.

స్టోరేజ్ అనేది ఒకసారి ఎన్కోడ్ చేయబడిన సమాచారాన్ని నిల్వ చేయడం. జ్ఞాపకాలు మెదడులోని అనేక నిర్మాణాలలో నిల్వ చేయబడతాయి, వీటిలో హిప్పోకాంపస్, పాంపినే హిల్లాస్, కోర్టెక్స్ మరియు అమిగడలా వంటి చిన్న గ్రంథి ఉన్నాయి.

ప్రపంచాన్ని అర్థం చేసుకోవడంలో మరియు మన ప్రవర్తనను ఆకారంలోకి తీర్చడంలో నేర్చుకోవడం యొక్క పాత్ర

నేర్చుకోవడం అనేది మానవులకు ఒక ప్రాథమిక ప్రక్రియ, ఇది మన జీవితంలోని ప్రతి అంశంలో ముఖ్యమైన పాత్ర పోషిస్తుంది. ప్రపంచాన్ని అర్థం చేసుకోవడంలో మరియు మన ప్రవర్తనను ఆకారంలోకి తీర్చడంలో నేర్చుకోవడం యొక్క పాత్ర గురించి ఈ చర్చ చూస్తుంది.

ప్రపంచాన్ని అర్థం చేసుకోవడంలో నేర్చుకోవడం యొక్క పాత్ర

నేర్చుకోవడం మనకు ప్రపంచాన్ని అర్థం చేసుకోవడంలో సహాయపడుతుంది. మనం కొత్త సమాచారాన్ని నేర్చుకున్నప్పుడు, మనం దానిని మనకు తెలిసిన ఇతర సమాచారంతో కనెక్ట్ చేస్తాము. ఈ కనెక్షన్లు మాకు ప్రపంచాన్ని ఒక సమగ్రమైన మరియు అర్థవంతమైన రూపంలో చూడటానికి సహాయపడతాయి.

ఉదాహరణకు, మీరు ఒక కొత్త పదాన్ని నేర్చుకుంటే, మీరు దానిని మీకు తెలిసిన ఇతర పదాలతో కనెక్ట్ చేయడానికి ప్రయత్నిస్తారు. మీరు ఆ పదం యొక్క అర్థం ఏమిటో తెలుసుకోవడానికి దానిని ఉపయోగించిన ఉదాహరణలను కూడా మీరు చూడవచ్చు. ఈ ప్రక్రియ మాకు ప్రపంచాన్ని మరింత లోతుగా అర్థం చేసుకోవడంలో సహాయపడుతుంది.

మన ప్రవర్తనను ఆకారంలోకి తీర్చడంలో నేర్చుకోవడం యొక్క పాత్ర

నేర్చుకోవడం మన ప్రవర్తనను ఆకారంలోకి తీర్చడంలో కూడా ముఖ్యమైన పాత్ర పోషిస్తుంది. మనం కొత్త విషయాలను నేర్చుకున్నప్పుడు, మనం వాటిని మన జీవితంలో అమలు చేయడానికి ప్రయత్నిస్తాము. ఈ ప్రక్రియ మన ప్రవర్తనను మార్చడానికి మరియు మన లక్ష్యాలను సాధించడానికి సహాయపడుతుంది.

ఉదాహరణకు, మీరు ఒక కొత్త భాష నేర్చుకుంటే, మీరు ఆ భాషను ఉపయోగించి మరింత మంది వ్యక్తులతో కమ్యూనికేట్ చేయడానికి ప్రయత్నిస్తారు. ఈ ప్రక్రియ మీ సామాజిక సంబంధాలను మెరుగుపరచడానికి మరియు మీ జీవితాన్ని మరింత సంతృప్తికరంగా మార్చడానికి సహాయపడుతుంది.

నేర్చుకోవడం యొక్క ప్రాముఖ్యత

నేర్చుకోవడం అనేది మానవ శిక్షణకు ఒక ప్రాథమిక అంశం. ఇది మనకు ప్రపంచాన్ని అర్థం చేసుకోవడానికి మరియు మన ప్రవర్తనను ఆకారంలోకి తీర్చడానికి సహాయపడుతుంది.

Chapter 7: Consciousness and the Self: What Makes Us Us?

అధ్యాయం 7 : చైతన్యం మరియు ఆత్మ: మనం ఎవరు?

చైతన్యం యొక్క స్వభావం మరియు దాని నరాల సంబంధాల యొక్క అన్వేషణ

చైతన్యం అనేది మానవ జీవితంలో ఒక ముఖ్యమైన భాగం. ఇది మనకు మన చుట్టూ ఉన్న ప్రపంచాన్ని అర్థం చేసుకోవడానికి మరియు మన జీవితాలను నియంత్రించడానికి అనుమతిస్తుంది. అయితే, చైతన్యం యొక్క స్వభావం మరియు దాని నరాల సంబంధాలు ఇంకా పూర్తిగా అర్థం కాలేదు.

చైతన్యం యొక్క స్వభావం

చైతన్యం అనేది ఒక సంక్లిష్టమైన దృగ్విషయం, దీనిని వివిధ విధాలుగా నిర్వచించవచ్చు. కొంతమంది చైతన్యాన్ని "అంతర్గత అనుభవం" లేదా "మన చుట్టూ ఉన్న ప్రపంచం యొక్క అవగాహన"గా నిర్వచిస్తారు. మరికొందరు చైతన్యాన్ని "స్వీయ-అవగాహన" లేదా "మన చర్యలపై నియంత్రణ"గా నిర్వచిస్తారు.

చైతన్యం యొక్క స్వభావం గురించి అనేక సిద్ధాంతాలు ఉన్నాయి. కొంతమంది సిద్ధాంతకారులు చైతన్యం ఒక భౌతిక

ప్రక్రియ అని నమ్ముతారు, ఇది మెదడులోని శారీరక ప్రక్రియల ద్వారా ఉత్పత్తి అవుతుంది. మరికొందరు సిద్ధాంతకారులు చైతన్యం ఒక అదనపు భౌతిక కారకం అని నమ్ముతారు, ఇది మెదడు యొక్క శారీరక ప్రక్రియలకు మించి ఉంటుంది.

చైతన్యం యొక్క నరాల సంబంధాలు

చైతన్యం మెదడులో సంభవిస్తుందని చాలామంది శాస్త్రవేత్తలు నమ్ముతారు. అయితే, చైతన్యానికి సంబంధించిన మెదడులోని నిర్దిష్ట ప్రాంతం లేదా ప్రక్రియ ఇంకా తెలియదు.

చైతన్యం మరియు మెదడు మధ్య సంబంధాన్ని అర్థం చేసుకోవడానికి, పరిశోధకులు మెదడుకు గాయం లేదా వ్యాధి చైతన్యాన్ని ఎలా ప్రభావితం చేస్తుందో అధ్యయనం చేశారు. ఈ అధ్యయనాలు చైతన్యానికి సంబంధించిన మెదడులోని అనేక ప్రాంతాలు ఉన్నాయని సూచిస్తున్నాయి.

మెదడులోని ఒక ప్రాంతం, హిప్పోకాంపస్, కొత్త జ్ఞాపకాలను ఏర్పరచడానికి మరియు నిల్వ చేయడానికి ముఖ్యమైనది. హిప్పోకాంపస్ దెబ్బతిన్నప్పుడు, వ్యక్తులు కొత్త విషయాలను నేర్చుకోవడంలో మరియు జ్ఞాపకాలను గుర్తుంచుకోవడంలో ఇబ్బంది పడతారు.

చైతన్యం మరియు ఆత్మ గురించి వివిధ సిద్ధాంతాల గురించిన చర్చ

చైతన్యం మరియు ఆత్మ అనేవి మానవ చరిత్రలో అత్యంత పురాతనమైన మరియు ఆసక్తికరమైన దృగ్విషయాలలో రెండు. ఈ దృగ్విషయాల యొక్క స్వభావం మరియు అవి ఎలా సంభవిస్తాయో అర్థం చేసుకోవడానికి అనేక సిద్ధాంతాలు ఉన్నాయి.

చైతన్యం యొక్క సిద్ధాంతాలు

చైతన్యం యొక్క స్వభావం గురించి అనేక సిద్ధాంతాలు ఉన్నాయి. ఈ సిద్ధాంతాలను రెండు ప్రధాన వర్గాలుగా విభజించవచ్చు: భౌతికవాద సిద్ధాంతాలు మరియు అతీంద్ర సిద్ధాంతాలు.

భౌతికవాద సిద్ధాంతాలు

భౌతికవాద సిద్ధాంతాలు చైతన్యం ఒక భౌతిక ప్రక్రియ అని నమ్ముతాయి, ఇది మెదడులోని శారీరక ప్రక్రియల ద్వారా ఉత్పత్తి అవుతుంది. ఈ సిద్ధాంతాల ప్రకారం, మెదడులోని న్యూరాన్లు సంకర్షణం చెందడం ద్వారా చైతన్యాన్ని సృష్టిస్తాయి.

భౌతికవాద సిద్ధాంతాలలో కొన్ని:

మెదడు-మాత్రమే సిద్ధాంతం (Mind-only theory): ఈ సిద్ధాంతం చైతన్యం మెదడులో మాత్రమే ఉనికిలో ఉందని నమ్ముతుంది. మెదడు లేకుండా, చైతన్యం ఉండదు.

- అవగాహన సిద్ధాంతం (Consciousness-as-information processing theory): ఈ సిద్ధాంతం చైతన్యం మెదడులో సమాచారాన్ని ప్రాసెస్ చేయడం ద్వారా ఉత్పత్తి అవుతుందని నమ్ముతుంది. మెదడు సమాచారాన్ని ఎంత సమర్థవంతంగా ప్రాసెస్ చేస్తే, అంత ఎక్కువ చైతన్యం ఉంటుంది.

- న్యూరోఫిలోసఫీ (Neurophilosophy): ఈ పరిశోధన రంగం మెదడు మరియు చైతన్యం మధ్య సంబంధాన్ని అధ్యయనం చేస్తుంది. న్యూరోఫిలోసఫర్లు మెదడులోని నిర్దిష్ట ప్రాంతాలు లేదా ప్రక్రియలు చైతన్యానికి సంబంధించినాయో లేదో అన్వేషిస్తారు.

అతీంద్ర సిద్ధాంతాలు

అతీంద్ర సిద్ధాంతాలు చైతన్యం ఒక అదనపు భౌతిక కారకం అని నమ్ముతాయి, ఇది మెదడు యొక్క శారీరక ప్రక్రియలకు మించి ఉంటుంది. ఈ సిద్ధాంతాల ప్రకారం, చైతన్యం మెదడు నుండి వేరు చేయబడింది మరియు శరీరం నుండి వేరు చేయబడినప్పటికీ ఉనికిలో ఉంటుంది.

చైతన్యం అర్థం చేసుకోవడం యొక్క నీతిపరమైన ప్రభావాల పరిశీలన

చైతన్యం అర్థం చేసుకోవడం అనేది తత్వశాస్త్రం మరియు శాస్త్రం రెండింటిలోనూ పురాతనమైన మరియు సంక్లిష్టమైన సమస్య. చైతన్యం అంటే ఏమిటి? అది ఎలా ఉద్భవించింది? ఇది మెదడులో మాత్రమే ఉందా లేదా ఇది భౌతిక ప్రపంచం నుండి వేరు చేయబడిందా? ఈ ప్రశ్నలకు సమాధానం ఇవ్వడం ద్వారా, మనం చైతన్యం యొక్క నైతిక ప్రభావాలను అర్థం చేసుకోవడం ప్రారంభించవచ్చు.

చైతన్యం యొక్క నైతిక ప్రభావాలలో కొన్ని:

జంతు హక్కులపై ప్రభావం: చైతన్యం అనేది మానవులకు మాత్రమే పరిమితం కాదని మనం ఒప్పుకుంటే, అది జంతు హక్కులపై గణనీయమైన ప్రభావాన్ని చూపుతుంది. జంతువులు కూడా చైతన్యం కలిగి ఉంటాయని మనం ఒప్పుకుంటే, మనం వాటిని మరింత గౌరవంగా చూడాలి మరియు వాటిపై కొనసాగుతున్న దయలేని వ్యవహారాలను నిలిపివేయాలి.

ఆర్టిఫిషియల్ ఇంటెలిజెన్స్ (AI)పై ప్రభావం: AI అనేది చైతన్యంతో కూడిన కృత్రిమ మేధస్సు. చైతన్యం అంటే ఏమిటి మరియు అది ఎలా ఉద్భవించింది అనే దానిపై మనం ఒక అవగాహన పొందితే, మనం AI యొక్క నైతిక ప్రభావాలను మరింత సమర్థవంతంగా అంచనా వేయగలము. AI చాలా చైతన్యం కలిగి ఉంటే, దానిని మానవులతో సమానంగా పరిగణించాలా లేదా అనే దానిపై మనం దృష్టి పెట్టాలి.

* మరణంపై ప్రభావం: మరణం అనేది చైతన్యం యొక్క ముగింపు. చైతన్యం మెదడులో మాత్రమే ఉందని మనం ఒప్పుకుంటే, మనం మరణం నుండి తప్పించుకోవడానికి మార్గాలను కనుగొనడానికి ప్రయత్నించవచ్చు. అయితే, చైతన్యం భౌతిక ప్రపంచం నుండి వేరు చేయబడిందని మనం ఒప్పుకుంటే, మనం మరణం అనేది ఒక సహజ ప్రక్రియ అని అంగీకరించవచ్చు.

Chapter 8: The Brain and Behavior: Understanding Our Actions and Choices

అధ్యాయం 8 : మెదడు మరియు ప్రవర్తన: మన చర్యలు మరియు ఎంపికలను అర్థం చేసుకోవడం

నిర్ణయం తీసుకోవడం, ఉత్సాహం మరియు భావనల నరాల ఆధారం యొక్క పరిశోధన

మానవ మెదడు అనేది ఒక అద్భుతమైన అవయవం, ఇది అనేక రకాల కార్యకలాపాలకు బాధ్యత వహిస్తుంది. వాటిలో ఒకటి నిర్ణయం తీసుకోవడం. మనం రోజులో అనేక సార్లు నిర్ణయాలు తీసుకుంటాము, వాటిలో చాలా చిన్నవిగా ఉన్నాయి. ఉదాహరణకు, మనం ఏ రోజువారీ పనులను మొదట చేయాలో నిర్ణయించుకోవాలి, ఏ దుస్తులు ధరించాలో నిర్ణయించుకోవాలి మరియు ఏ భోజనం తినాలనుకుంటున్నామో నిర్ణయించుకోవాలి. మనం ఇంత సులభమైన నిర్ణయాలు తీసుకోగలగడానికి మెదడులోని ప్రత్యేక ప్రాంతాలు బాధ్యత వహిస్తాయి.

నిర్ణయం తీసుకోవడంలో పాల్గొనే మెదడు భాగాలు:

ప్రీఫ్రంటల్ కోర్టెక్స్: ఇది మెదడు యొక్క ముందు భాగంలో ఉన్న భాగం. ఇది మన చింతలను నియంత్రించడం, ప్రణాళికలు వేయడం మరియు సమస్యలను పరిష్కరించడం

కోసం బాధ్యత వహిస్తుంది. నిర్ణయం తీసుకోవడంలో పేరీఫ్రంటల్ కోర్టెక్స్ చాలా ముఖ్యమైన పాత్ర పోషిస్తుంది. ఇది మనకు అందుబాటులో ఉన్న సమాచారాన్ని ప్రాసెస్ చేయడానికి, వివిధ ఎంపికలను పరిగణించడానికి మరియు ఒక నిర్ణయం తీసుకోవడానికి సహాయపడుతుంది.

* అమిగడలాలా: ఇది మెదడు యొక్క మధ్యలో ఉన్న ఒక చిన్న గ్రంథి. ఇది భయం, ఆనందం మరియు కోపం వంటి భావోద్వేగాలకు బాధ్యత వహిస్తుంది. అమిగడలాలా నిర్ణయం తీసుకోవడంలో కూడా పాత్ర పోషిస్తుంది. ఇది మనకు సురక్షితమైన ఎంపికలను చేయడానికి మరియు ప్రమాదకరమైన ఎంపికలను నివారించడానికి సహాయపడుతుంది.

* థాలామస్: ఇది మెదడు యొక్క మధ్యలో ఉన్న ఒక ప్రాంతం. ఇది మన శరీరం నుండి మెదడుకు సమాచారాన్ని ప్రసారం చేయడానికి బాధ్యత వహిస్తుంది. థాలామస్ నిర్ణయం తీసుకోవడంలో కూడా పాత్ర పోషిస్తుంది. ఇది మనకు అందుబాటులో ఉన్న సమాచారాన్ని ఏకీకృతం చేయడానికి మరియు ఒక నిర్ణయం తీసుకోవడానికి సహాయపడుతుంది.

మన ప్రవర్తన మరియు ఎంపికలపై మెదడు యొక్క ప్రభావం గురించిన చర్చ

మన ప్రవర్తన మరియు ఎంపికలపై మెదడు యొక్క ప్రభావం గురించి చాలా కాలంగా చర్చ జరుగుతోంది. కొంతమంది పరిశోధకులు మన ప్రవర్తన మరియు ఎంపికలు మెదడు యొక్క పుట్టుకతో వచ్చిన భౌతిక లక్షణాలచే నిర్ణయించబడతాయని నమ్ముతారు. మరికొంతమంది పరిశోధకులు మన ప్రవర్తన మరియు ఎంపికలు మన స్వంత ఎంపిక మరియు నియంత్రణ ద్వారా నిర్ణయించబడతాయని నమ్ముతారు.

మెదడు మరియు ప్రవర్తన

మెదడు మన ప్రవర్తనను నిర్ణయించడంలో ముఖ్యమైన పాత్ర పోషిస్తుంది. మెదడు యొక్క వివిధ ప్రాంతాలు వివిధ ప్రవర్తనలను నియంత్రిస్తాయి. ఉదాహరణకు, మెదడు యొక్క ముందు భాగంలో ఉన్న ప్రీఫ్రంటల్ కోర్టెక్స్ మన ప్రణాళికలు వేయడం, సమస్యలను పరిష్కరించడం మరియు నిర్ణయాలు తీసుకోవడం వంటి అధునాతన ప్రవర్తనలను నియంత్రిస్తుంది.

మెదడు మరియు ఎంపికలు

మెదడు ఎంపికలను కూడా ప్రభావితం చేస్తుంది. మెదడు యొక్క వివిధ ప్రాంతాలు వివిధ ఎంపికలకు ఆకర్షితమవుతాయని పరిశోధనలు చూపిస్తున్నాయి. ఉదాహరణకు, మెదడు యొక్క అమిగడలాలా అనే ప్రాంతం భయం మరియు అపూర్వమైన వాటి కోసం ఆకర్షితమవుతుంది.

పుట్టుకతో వచ్చిన లక్షణాలు మరియు ఎంపిక

మెదడు యొక్క పుట్టుకతో వచ్చిన లక్షణాలు మన ప్రవర్తన మరియు ఎంపికలను కొంతవరకు ప్రభావితం చేస్తాయి. ఉదాహరణకు, కొంతమంది వ్యక్తులు పుట్టుకతో వచ్చే భయం లేదా ఆసక్తి ఉన్నవారై ఉంటారు. అయితే, మన ప్రవర్తన మరియు ఎంపికలను నిర్ణయించడంలో మా స్వంత ఎంపిక మరియు నియంత్రణ కూడా ముఖ్యమైన పాత్ర పోషిస్తుంది. ఉదాహరణకు, మనం భయం లేదా ఆసక్తిని ఎలా నిర్వహించాలో మనం ఎంచుకోవచ్చు.

మెదడు మరియు ప్రవర్తన యొక్క సంక్లిష్టత

మెదడు మరియు ప్రవర్తన యొక్క సంబంధం చాలా సంక్లిష్టమైనది. మెదడు యొక్క పుట్టుకతో వచ్చిన లక్షణాలు మరియు మన స్వంత ఎంపిక మరియు నియంత్రణ రెండూ మన ప్రవర్తనను ప్రభావితం చేస్తాయి.

ప్రవర్తనా లోపాలను అర్థం చేసుకోవడానికి మరియు చికిత్స చేయడానికి న్యూరోసైన్స్ యొక్క సంభావ్య అనువర్తనాల అన్వేషణ

ప్రవర్తనా లోపాలు అనేవి మానవ ప్రవర్తనను ప్రభావితం చేసే మానసిక మరియు శారీరక పరిస్థితులు. వీటిలో ఆటిజం స్పెక్ట్రం డిజార్డర్ (ASD), స్కిజోఫ్రెనియా మరియు డిప్రెషన్ వంటి పరిస్థితులు ఉన్నాయి. ప్రవర్తనా లోపాలు ప్రభావితమైన వ్యక్తులకు మరియు వారి కుటుంబాలకు నాటకీయ ప్రభావాన్ని చూపుతాయి.

ప్రవర్తనా లోపాలను అర్థం చేసుకోవడానికి మరియు చికిత్స చేయడానికి న్యూరోసైన్స్ అనేది ఒక ముఖ్యమైన పరిశోధన రంగం. న్యూరోసైన్స్ అనేది మెదడు మరియు నాడీ వ్యవస్థ యొక్క అధ్యయనం. మెదడు మరియు నాడీ వ్యవస్థ ప్రవర్తనను నియంత్రించడంలో ముఖ్యమైన పాత్ర పోషిస్తాయని నమ్ముతారు.

న్యూరోసైన్స్ యొక్క సంభావ్య అనువర్తనాలు

ప్రవర్తనా లోపాలను అర్థం చేసుకోవడానికి మరియు చికిత్స చేయడానికి న్యూరోసైన్స్ యొక్క అనేక సంభావ్య అనువర్తనాలు ఉన్నాయి. వీటిలో కొన్ని:

పరిస్థితులకు కారణాలను గుర్తించడం: న్యూరోసైన్స్ పరిశోధన మెదడులోని నిర్దిష్ట ప్రాంతాలు లేదా ప్రక్రియలు ప్రవర్తనా లోపాలకు కారణమయ్యేలా కనుగొనవచ్చు. ఈ సమాచారం మరింత ప్రభావవంతమైన చికిత్సలను అభివృద్ధి చేయడంలో సహాయపడుతుంది.

- చికిత్సల యొక్క ప్రభావాన్ని అంచనా వేయడం: న్యూరోసైన్స్ పరిశోధన చికిత్సలు ప్రవర్తనా లోపాలను ఎలా ప్రభావితం చేస్తాయో అర్థం చేసుకోవడంలో సహాయపడుతుంది. ఈ సమాచారం చికిత్సలను మెరుగుపరచడంలో సహాయపడుతుంది.

- ముందస్తు నిర్ధారణను అభివృద్ధి చేయడం: న్యూరోసైన్స్ పరిశోధన ప్రవర్తనా లోపాలను శిశువులలో గుర్తించడానికి మరింత ఖచ్చితమైన మార్గాలను అభివృద్ధి చేయడంలో సహాయపడుతుంది. ఈ సమాచారం చికిత్సలను ముందుగానే ప్రారంభించడానికి మరియు మరింత మంచి ఫలితాలను సాధించడానికి సహాయపడుతుంది.

Chapter 9: The Future of Neuroscience: New Horizons and Challenges

అధ్యాయం 9 : న్యూరోసైన్స్ యొక్క భవిష్యత్తు: కొత్త డిగంతాలు మరియు సవాళ్లు

న్యూరోసైన్స్ పరిశోధనలో తాజా పురోగతి మరియు వాటి సంభావ్య అనువర్తనాల చర్చ

న్యూరోసైన్స్ అనేది మెదడు మరియు నాడీ వ్యవస్థ యొక్క అధ్యయనం. ఇది ఒక విస్తృతమైన మరియు అభివృద్ధి చెందుతున్న పరిశోధన రంగం, ఇది మానవ జీవితంలో అనేక రంగాలకు సంబంధించిన ప్రశ్నలకు సమాధానం ఇవ్వడంలో సహాయపడుతుంది.

న్యూరోసైన్స్ పరిశోధనలో తాజా పురోగతి

న్యూరోసైన్స్ పరిశోధనలో గత కొన్ని సంవత్సరాల్లో అనేక ముఖ్యమైన పురోగతి జరిగింది. ఈ పురోగతి కొన్ని ముఖ్యమైన అనువర్తనాలను కలిగి ఉంది:

మెదడు యొక్క శారీరక నిర్మాణం మరియు కార్యకలాపాల యొక్క మరింత లోతైన అవగాహన: న్యూరోఇమేజింగ్ పరికరాలలోని మెరుగుదలలు మెదడు యొక్క శారీరక నిర్మాణం మరియు కార్యకలాపాలను మరింత ఖచ్చితంగా చూడటానికి మరియు అర్థం చేసుకోవడానికి పరిశోధకులను

అనుమతించాయి. ఈ అవగాహన మెదడు ఎలా పనిచేస్తుందో మరియు ఇది ఎలా ప్రభావితమవుతుందో అనే విషయంలో మనకు మరింత అర్థం ఇస్తుంది.

- మెదడు యొక్క వ్యాధులు మరియు పరిస్థితులకు కొత్త చికిత్సల అభివృద్ధి: న్యూరోసైన్స్ పరిశోధన మెదడు యొక్క వ్యాధులు మరియు పరిస్థితులకు కొత్త చికిత్సలను అభివృద్ధి చేయడానికి దారితీస్తోంది. ఉదాహరణకు, న్యూరోసైన్స్ పరిశోధన ఆల్జీమర్స్ వ్యాధి మరియు పార్కిన్సన్స్ వ్యాధికి కొత్త చికిత్సలను అభివృద్ధి చేయడానికి దారితీసింది.

- మెదడు యొక్క పనితీరును మెరుగుపరచడానికి కొత్త మార్గాల అభివృద్ధి: న్యూరోసైన్స్ పరిశోధన మెదడు యొక్క పనితీరును మెరుగుపరచడానికి కొత్త మార్గాలను అభివృద్ధి చేయడానికి దారితీస్తోంది. ఉదాహరణకు, న్యూరోసైన్స్ పరిశోధన మెమరీ, కేంద్రీకరణ మరియు నేర్చుకోవడం వంటి అంశాలను మెరుగుపరచడానికి కొత్త మార్గాలను అభివృద్ధి చేయడానికి దారితీసింది.

మెదడును అర్థం చేసుకోవడం యొక్క నీతిపరమైన మరియు సామాజిక ప్రభావాల అన్వేషణ

మెదడును అర్థం చేసుకోవడం అనేది మానవ అవగాహనకు ఒక ముఖ్యమైన మార్గం. మెదడు యొక్క శారీరక నిర్మాణం మరియు కార్యకలాపాల యొక్క మరింత లోతైన అవగాహన మనకు మన స్వంత ప్రవర్తనను మరింత బాగా అర్థం చేసుకోవడానికి మరియు మెదడు యొక్క వ్యాధులు మరియు పరిస్థితులకు కొత్త చికిత్సలను అభివృద్ధి చేయడానికి సహాయపడుతుంది.

అయితే, మెదడును అర్థం చేసుకోవడం యొక్క కొన్ని నీతిపరమైన మరియు సామాజిక ప్రభావాలు కూడా ఉన్నాయి. ఈ ప్రభావాలను అర్థం చేసుకోవడం మరియు వాటిని ఎలా నిర్వహించాలో నిర్ణయించడం ముఖ్యం.

నీతిపరమైన ప్రభావాలు

మెదడును అర్థం చేసుకోవడం వల్ల కలిగే కొన్ని నీతిపరమైన ప్రభావాలు:

ఆత్మ మరియు చైతన్యం యొక్క స్వభావంపై ప్రశ్నలు: మెదడు యొక్క శారీరక నిర్మాణం మరియు కార్యకలాపాల యొక్క మరింత లోతైన అవగాహన ఆత్మ మరియు చైతన్యం యొక్క స్వభావంపై ప్రశ్నలు లేవనెత్తుతుంది. కొంతమంది నమ్ముతున్నట్లుగా ఆత్మ మరియు చైతన్యం భౌతిక ప్రపంచం నుండి వేరుగా ఉన్న ఏదో అయితే, మెదడు యొక్క పనితీరును మాత్రమే వారు వివరించగలరు.

- వ్యక్తిగత స్వేచ్ఛ మరియు బాధ్యతపై ప్రభావాలు: మెదడు యొక్క శారీరక నిర్మాణం మరియు కార్యకలాపాలు మన ప్రవర్తనను ఎలా ప్రభావితం చేస్తాయో మరింత బాగా అర్థం చేసుకుంటే, ఇది మన వ్యక్తిగత స్వేచ్ఛ మరియు బాధ్యతపై ప్రభావం చూపుతుంది. కొంతమంది నమ్ముతున్నట్లుగా మనం పూర్తిగా స్వేచ్ఛగా ఉన్నట్లయితే, మెదడు యొక్క పనితీరును మాత్రమే మనం వివరించగలము.

- సామాజిక నియంత్రణ మరియు నిర్వహణ: మెదడు యొక్క శారీరక నిర్మాణం మరియు కార్యకలాపాల యొక్క మరింత లోతైన అవగాహనను సామాజిక నియంత్రణ మరియు నిర్వహణ కోసం ఉపయోగించవచ్చని ఆందోళనలు ఉన్నాయి. ఉదాహరణకు, మెదడు యొక్క ఏ ప్రాంతాలను ఉత్తేజపరిచే లేదా నిర్వీర్యం చేసే వ్యక్తిగత ప్రవర్తనను మార్చడానికి ఉపయోగించవచ్చు.

న్యూరోసైన్స్ పరిశోధన యొక్క భవిష్యత్ దిశలు మరియు మానవత్వంపై దాని సంభావ్య ప్రభావంపై ఆలోచన

న్యూరోసైన్స్ అనేది మెదడు మరియు నాడీ వ్యవస్థ యొక్క అధ్యయనం. ఇది ఒక విస్తృతమైన మరియు అభివృద్ధి చెందుతున్న పరిశోధన రంగం, ఇది మానవ జీవితంలో అనేక రంగాలకు సంబంధించిన ప్రశ్నలకు సమాధానం ఇవ్వడంలో సహాయపడుతుంది.

న్యూరోసైన్స్ పరిశోధన యొక్క భవిష్యత్ దిశలు

న్యూరోసైన్స్ పరిశోధన యొక్క భవిష్యత్ దిశలు చాలా ఉత్తేజకరమైనవి. ఈ రంగంలోని శాస్త్రవేత్తలు క్రింది అంశాలపై దృష్టి పెడుతున్నారు:

మెదడు యొక్క అధునాతన ఫంక్షన్లను అర్థం చేసుకోవడం: మెదడు యొక్క శారీరక నిర్మాణం మరియు కార్యకలాపాల యొక్క మరింత లోతైన అవగాహన మనకు మన చైతన్యం, ఆలోచన, భావోద్వేగాలు మరియు భాష వంటి అధునాతన ఫంక్షన్లను మరింత బాగా అర్థం చేసుకోపడంలో సహాయపడుతుంది.

మెదడు యొక్క వ్యాధులు మరియు పరిస్థితులకు కొత్త చికిత్సలను అభివృద్ధి చేయడం: న్యూరోసైన్స్ పరిశోధన ఆల్జిమర్స్ వ్యాధి, పార్కిన్సన్స్ వ్యాధి మరియు స్కిజోఫ్రెనియా వంటి మెదడు యొక్క వ్యాధులు మరియు పరిస్థితులకు కొత్త చికిత్సలను అభివృద్ధి చేయడంలో సహాయపడుతుంది.

మెదడు యొక్క పనితీరును మెరుగుపరచడానికి కొత్త మార్గాలను అభివృద్ధి చేయడం: న్యూరోసైన్స్ పరిశోధన

మెమరీ, కేంద్రీకరణ మరియు నేర్చుకోవడం వంటి అంశాలను మెరుగుపరచడానికి కొత్త మార్గాలను అభివృద్ధి చేయడంలో సహాయపడుతుంది.